Enfermedades Comunes
De La Mujer
Y Su Curación

P. Krishna Kumar

Traducción : Sara Quintero Ramírez

B. Jain Publishers (P) Ltd.
An ISO 9001 : 2000 Certified Company

> **NOTA**
>
> Cualquier información dada en este libro, no debe tomarse en lugar de una indicación medica. Cualquier persona con un estado que requiera una atención medica debe consultar a un médico calificado o terapeuta.

Reimpreso Edicion: 2006

ENFERMEDADES COMUNES DE LA MUJER

Y SU CURACIÓN

Precio: US$ 4.00
Rs. 39.00

© *Todos los derechos reservados con el Autor*

Publicado por

Kuldeep Jain

For

B. JAIN PUBLISHERS (P.) LTD.

1921, Street No. 10, Chuna Mandi,
Paharganj, New Delhi 110 055 (INDIA)
Phones: 91-011-2358 0800, 2358 1100, 2358 1300
Fax: 91-011-2358 0471; Email: bjain@vsnl.com
Website: www.bjainbooks.com

Impreso en la India por:

UNISONS TECHNO FINANCIAL CONSULTANTS (P) LTD.
522, FIE, PATPARGANJ, DELHI-110092

ISBN : 81-8056-017-1

BOOK CODE : BK-4193

ACERCA DEL AUTOR

El Doctor Krishna Kumar Peddibhotla es originario de Andhra Pradesh, específicamente de una ciudad costera situada al este de la India que se llama Kakinda. En las últimas tres generaciones, comenzando con su abuelo el Doctor Subba Rayudu Garu, encontramos a unos de los más grandes seguidores de la homeopatía en toda la India.

El Doctor Krishna Kumar siguiendo los ejemplos de su abuelo, ejerce a parte de la homeopatía, la profesión de abogado. Resulta ser el producto de dos universidades - la Universidad de Andhra y la Universidad de Maharashtra, obteniendo de esta última el grado de profesionista en leyes.

Además de la carrera de abogacía, estudió un diplomado en homeopatía en el año de 1948. Se inició en los quehaceres homeopáticos trabajando en la clínica de su abuelo conocida como "Maitreya Homeo Poor Dispensary", posteriormente se hizo responsable de dicha clínica durante varios años hasta que decidió viajar a Bombay en búsqueda de poner en práctica la carrera de leyes; curiosamente ahí también se hizo responsable de otra clínica de carácter caritativo.

En 1967, respondiendo al llamado de Indira Gandhi se vio obligado a renunciar a su carrera como abogado en Bombay y tuvo que viajar a una pequeña ciudad donde aceptó un trabajo como administrador de las propiedades de Sri Dwarakadhish Mandir, de esta manera estuvo trabajando por más de diecisiete años.

No cabe duda que es realmente toda una proeza para una persona que no ha ejercido continuamente la terapéutica homeopática que pueda mantener el interés por ésta durante un período de cuatro décadas, cosa que ha logrado el autor del presente libro.

El Doctor Krishna Kumar desea contribuir a lo máximo para que la homeopatía se propague por el mundo entero. De igual manera desea crear interés principalmente en aquella gente que no cree en la homeopatía, así como avivar la preferencia de la gente que ya cree en esta terapéutica.

Cualquier queja, sugerencia o información por parte de los lectores será muy bien recibida por parte del autor.

NOTA DEL AUTOR

Indirectamente debo mi presente ocupación de escribir libros sobre homeopatía a mi hermano el Doctor P. Raj Gopal Rao, un homeópata veterano que lleva ya treinta años ejerciendo la labor de escritor, no sólo de homeopatía, sino también de otros temas.

Directamente estoy muy agradecido con los grandes maestros que tuve en mis años de estudiante y a quienes consulté constantemente, recibiendo contestaciones pacientes y afables.

En mi intento de producir libros sobre homeopatía debo agradecer a otros grandes maestros de la profesión como los doctores Kent, Farrington, Hering, Allen, entre otros. Estas personalidades de la homeopatía han sido, son y serán siempre mi inspiración.

También debo extender mis agradecimientos y mi gratitud a B. Jain Publishers P. Ltd., New Delhi por haberme motivado enormemente en esta labor de escritor al aceptar publicar varias de mis más recientes obras.

Asimismo tengo que darle las gracias a mi esposa P. Navaneet Priya, por su cooperación silenciosa cuando asiduamente me ocupo de realizar algún trabajo escrito. Son ya más de quince años los que me he dedicado a componer varios trabajos esencialmente en temas religiosos, y entiendo cuán difícil debe ser para ella el motivarme y apoyarme en esta labor.

Mi abuelo, Sri Subba Rayudu Garu, es uno de los pioneros de la homeopatía en este siglo. Sería un ingrato si no rindiera un tributo silencioso en su memoria por la persona que fue en todos los sentidos, pero especialmente por haber sembrado la semilla del interés en la homeopatía en nuestra familia, dicha semilla ha perdurado ya por tres generaciones.

Sin embargo, sin los esfuerzos de mi padre Sri P. Krishna Sastry Garu no habría podido asistir a la escuela de homeopatía y por lo tanto, tampoco estaría hoy en día escribiendo libros acerca de esta terapéutica.

P. Krishna Kumar

NOTA DEL TRADUCTOR

Pudiera parecer que una persona que no dedica cien por ciento de su tiempo a dar consulta homeopática, no podría redactar un libro ofreciendo información altamente valiosa, sin embargo, el autor de esta pequeña obra nos demuestra todo lo contrario. Y es que un libro de estas características requiere de un arduo trabajo de investigación por parte del autor.

Así pues, a pesar de su pequeñez, esta obra es más que un libro de consulta para curar los padecimientos de las mujeres, es una pequeña guía que contiene aportaciones valiosísimas tanto de la Materia Medica como del Repertorio, dichas aportaciones se ven sintetizadas en este libro para ofrecer una ayuda a expertos en la materia, y como lo indica el autor, para ayudar también a aquellas mujeres que deben llevar a cuestas algunos de los padecimientos señalados en esta obra.

Desafortunadamente en español no contamos con el gran número de textos que se tienen escritos en otros idiomas como el inglés, francés, hindi, urdu, bengalí, entre otros. Es por ello que la traducción de este libro tiene como finalidad representar un apoyo para aquellos médicos homeópatas de habla hispana que se interesan en los padecimientos de las mujeres y en su curación rápida y eficaz.

Lic. Sara Quintero Ramírez

Contenido

Acerca Del Autor iii

Nota Del Autor v

Nota Del Traductor vii

Medicamentos Utilizados Comúnmente 1

Aconitum Nap 1

Aesculus Hip 3

Antimonium Crud. 4

Arnica Mont. 5

Arsenicum Alb. 6

Aurum Met. 7

Argentum Nit. 7

Baptisia 8

Belladonna 9

Bryonia 11

Calcarea Carb. 12

Carbo Veg. 14

Causticum 15

Chamomilla 16

Cinchona Off. (China) 17

Cuprum Met. 19

Dulcamara 19

Gelsemium 20

Hepar Sulph 22

Ignatia 23

Ipecacuanha 24

Lycopodium 25

Mercurius 26

Opium 26

Phosphorus 28

Pulsatilla 29

Rhus Tox. 31

Sepia 32

Silicea 33

Sulphur 34

Medicamentos Poco Comunes En Las Enfermedades De La Mujer 37

Anantherum 37

Apium Graveolens 37

Asarum Europeaum 38

Aurum Muriaticum Natronatum 39

Contenido

Bovista 40

Bufo Rana 41

Camphora Mono Bromata 42

Castor Equi 43

Cucurbita Pepo 44

Copaiva 44

Erigeron 45

Euclyptus Globulus 45

Eupion 46

Guaco 47

Lamium 47

Lappa 48

Origanum 48

Oophorinum 48

Pulex Irritans 49

Spiranthes 50

Symphoricarpus Racemosa 50

Viburnum Opulus 51

Vinca Minor 52

Yohimbinum 52

Terapéuticos 53

MEDICAMENTOS UTILIZADOS COMÚNMENTE

1. ACONITUM NAP.

Las menstruaciones son muy profusas con sangrado de la nariz. Tienden a llegar tardíamente y a ser muy prolongadas. La paciente llega a enloquecer en el momento en que aparece la menstruación.

Se pueden suprimir las menstruaciones en mujeres pletóricas cuando se exponen al frío o cuando se asustan. La vagina se encuentra seca, caliente y muy sensible al tacto.

Los ovarios están congestionados y duelen en exceso ; hay dolores agudos, penetrantes y tirantes en el útero. Incluso *después del parto se observan dolores severos, así como miedo e inquietud.*

Cuando atendemos a una paciente homeopáticamente no se debe pasar por alto las cualidades intrínsecas del remedio que administramos. Miedo y ansiedad corren a través de cada síntoma de Aconitum nap. Otra característica importante es la aparición repentina de los síntomas. La exposición al *clima frío y seco* causa ciertas molestias y tensión en la paciente. También es muy común el ardor en las partes internas.

Aconitum nap es un medicamento que se administra especialmente en enfermedades funcionales ; de hecho, no debe darse cuando tienen lugar cambios patológicos en el organismo de nuestras pacientes.

El cólico característico de las menstruaciones puede aparecer cuando éstas se suprimen por un enojo o un susto. El dolor obliga a la paciente a que se doble hacia adelante, y aún así no siente alivio.

Durante el embarazo Aconitum nap debe administrarse si se presentan ciertos síntomas mentales como *el miedo a la muerte*, el temperamento nervioso y excitable, entre otros.

La paciente no quiere cruzar la calle por miedo a que ocurra algo inesperado. Otra condición peculiar es que no tolera la música; los sonidos le son insoportables.

En fiebres puerperales la paciente puede incluso predecir la hora de su muerte, (Arg. nit y Coffea).

Durante el parto los dolores son terriblemente violentos, rápidos y frecuentes. La paciente se queja de que no puede tolerar el dolor. Ella se encuentra inquieta y ansiosa ; además su cuerpo se cubre con *"sudor caliente"*.

Las glándulas mamarias están calientes, hinchadas y secas, este síntoma se acompaña con inquietud y ansiedad.

Los loquios se suprimen por una emoción muy violenta y fuerte. - pero tiende a acompañarse de fiebre alta, sed y ansiedad. Algunas de estas condiciones se observan incluso durante la fiebre puerperal.

2. AESCULUS HIP.

Cuando aparece la leucorrea la paciente siente *dolor de espalda* especialmente en la articulación sacro-iliaca. La leucorrea es oscura, amarilla, pegajosa, corrosiva y agrava después de la menstruación.

Este remedio tiene una acción marcada en el intestino delgado. Las venas hemorroidales están congestionadas, este síntoma se acompaña del *característico dolor de espalda*.

Algunas partes del cuerpo tienden a funcionar más lentamente de lo ordinario, ya sea el estómago, el corazón o los intestinos. La paciente está deprimida, confundida e irritable.

3. ANTIMONIUM CRUD.

A la paciente le preocupa de sobremanera su destino. Está enfadada y tiende a ser voluble y contradictoria. Nada la satisface. No desea hablar. Está malhumorada y muy molesta sin causa aparente.

Tiene prurito en algunas partes del cuerpo. Odontalgia antes de la menstruación. Las menstruaciones se adelantan, son profusas o tienden a suprimirse por un baño frío, con sensación de presión en la pelvis. Sensibilidad excesiva en la región de los ovarios. La leucorrea es acuosa, acre y granulosa.

La nariz está cubierta de costras y la cara de granos y pústulas. Las orillas de la boca se encuentran agrietadas.

La paciente agrava mientras se lava, con el calor, en la noche; mejora con el aire libre y durante el reposo.

Este medicamento suele ser muy eficaz en el

prolapso uterino, con constante sensación de presión como si algo le estuviera empujando la vagina. La región de los ovarios se encuentra sensible particularmente cuando se suprimen las menstruaciones por un *baño frío*.

4. ARNICA MONT.

Este remedio tiene la habilidad de curar condiciones semejantes a aquellas producidas de las *caídas, golpes, contusiones, torceduras o el uso excesivo de los órganos*.

Se puede pensar en él incluso en condiciones mentales traumáticas como una pena, un remordimiento o alguna pérdida económica fuerte.

Presenta dolor del cuerpo como si lo hubieran *golpeado o apaleado*. Las articulaciones las siente como si estuvieran torcidas. La cama se siente muy dura.

Las diferentes partes del cuerpo se sienten *mallugadas, apaleadas, golpeadas* después del parto. Los dolores post-parto son muy fuertes y violentos. Hemorragia uterina después de un daño mecánico o después del coito. Los pezones duelen. La paciente siente como si el feto estuviera acostado transversalmente.

Hay agravación con el menor contacto, o movimiento, también por reposo y clima húmedo y frío. Se mejora cuando se acuesta con la cabeza hacia abajo.

5. ARSENICUM ALB.

Las menstruaciones son muy profusas y se adelantan. Hay ardor en los ovarios. La leucorrea es acre, ofensiva y la descarga es delgada y con ardor.

Los dolores se sienten como si fueran *alambres calientes al rojo vivo*, agravan con el mínimo ejercicio, los dolores causan gran fatiga. Se mejora en un *cuarto templado*.

Todos los pacientes de Arsenicum empeoran por el clima húmedo, después de la media noche, por el frío y las bebidas frías. Se sienten mejor con el calor, *con la cabeza levantada* y con bebidas calientes.

Una paciente de Asenicum se reconoce fácilmente por su debilidad excesiva, agotamiento e inquietud. *Los dolores son ardientes y mejoran por el calor, además las pacientes tienen sed de pequeños sorbos de agua.*

6. AURUM MET.

Alargamiento del útero y prolapso. La vagina está muy sensible. En muchos casos se puede encontrar vaginismo. La esterilidad es un síntoma muy marcado de este medicamento.

En realidad, todos los síntomas de Aurum tienen su origen en la sífilis. Esto produce molestias mentales. La paciente se encuentra deprimida, decaída, desalentada, desesperada, y tiene una *gran pasión por el suicidio*. Estos síntomas pueden servir de guías para prescribir este remedio.

7. ARGENTUM NIT.

Se observa una gastralgia al inicio de las menstruaciones. Entonces la paciente tiene intensos espasmos en los músculos pectorales ; estos síntomas indican inminentemente este medicamento.

Se observa eretismo nervioso cuando la paciente cambia de vida. La leucorrea es profusa con erosión del cerviz. La paciente sangra fácilmente. Hemorragia uterina durante dos semanas luego de la menstruación.

Efectos neuróticos son síntomas indicativos de este

remedio. Algunas otras indicaciones notables son síntomas de falta de coordinación y pérdida de control. Mental y físicamente la paciente se encuentra desbalanceada.

Inflamación violenta de la garganta y gastro-enteritis marcada. Hay un deseo muy grande de *dulces*.

Los dolores son como *astillas*. La paciente luce debilitada, consumida, seca. Los dolores aumentan y disminuyen gradualmente. Parece *vieja prematuramente*, pero para ella el tiempo pasa *lentamente*.

8. BAPTISIA

Depresión mental que causa amenaza de aborto. La paciente se encuentra conmocionada, tiene fiebre y ésta también puede causar aborto.

Las menstruaciones tienden a adelantarse, además son muy profusas. Los loquios son acres y fétidos. Se presenta enseguida fiebre puerperal.

En el fondo de todos los malestares este medicamento muestra fiebres bajas, condiciones sépticas de la sangre, envenenamiento de tipo malario y postración extrema.

El aliento y todas las secreciones como la orina, el sudor y las evacuaciones son fétidas y con olor pútrido.

Durante la fiebre, ella tiene la sensación de estar rota en pedazos. Se mueve fuertemente en la cama como para intentar unir las piezas de su cuerpo.

9. BELLADONNA

Sensación de que todas las partes internas se fueran a salir de los genitales. Sequedad y calor vaginal. Dolor en la región sacra.

El flujo de la menstruación se incrementa notablemente, su color es *rojo brillante*, aparecen antes de lo previsto y son muy profusas. Dolores cortantes que abarcan toda la cadera. La menstruación y los loquios son muy ofensivos y calientes. Los dolores del parto vienen y van repentinamente.

La mastitis da mucho dolor. Palpitaciones. Enrojecimiento. El dolor se irradia a los pezones. Los pechos se sienten pesados, duros y rojos. Tumores en los pechos, dolores que agravan cuando se acuesta.

Borbotones de sangre caliente y olorosa. Los loquios se ven disminuidos.

Todos los síntomas agravan por el movimiento, las sacudidas, el ruido, las corrientes de aire, por la tarde, al acostarse ; y muestran mejoría cuando la paciente se encuentra en posición semi-erecta.

Una característica peculiar de Belladonna *es la sequedad en boca y en garganta con aversión al agua.*

El Doctor Farrington nos indica algunos síntomas muy interesantes dentro de la acción que realiza Belladonna sobre los órganos genitales femeninos.

Este medicamento causa dolor opresivo muy violento y constante que agrava al acostarse y mejora poniéndose de pie. Además Farrington añade que Sepia presenta un síntoma totalmente contrario. Aconitum por su parte, también tiene gran dolor opresivo que agrava por el reposo y mejora por el movimiento.

Más adelante menciona que la menstruación tiende a aparecer antes y que ésta es copiosa, *rojo brillante* y con dolores como calambres en la espalda y en los brazos. Dismenorrea congestiva muy dolorosa. Tanto las menstruaciones como los loquios son ofensivos sin ninguna aparente podredumbre. La sangre fluye y es caliente.

Contracción en el útero. Dolor en la espalda como si se fuera a *romper*. Belladonna puede utilizarse durante el parto cuando no hay dilatación. Unas cuantas dosis de Belladonna son suficientes para corregir dicho problema, por lo menos así lo asegura Farrington.

10. BRYONIA

Las menstruaciones se adelantan, son muy profusas y agravan por el movimiento, con dolores desgarrantes en las piernas. Las menstruaciones se suprimen muchas veces con descargas muy escasas o con dolores de cabeza palpitantes.

Dolores punzantes en los ovarios sobretodo al *inspirar profundamente*. Muy sensibles. Dolor en el ovario derecho como si se rasgara, éste se extiende hacia los muslos. (Compare con Lilium tig., Croc.)

Durante la fiebre láctea la paciente siente dolores pectorales en el periodo menstrual. Los pechos están calientes, duros y doloridos. Abscesos en las mamas. Irregularidades menstruales con síntomas gástricos.

Inflamación de los ovarios. Dolor intermenstrual con gran dolor abdominal y dolor pélvico. (Ham.).

Todos los síntomas se agravan por el calor, cualquier tipo de movimiento, en la mañana, por comer, en el clima cálido o templado, por el ejercicio y al tacto. Se siente mejor cuando se recuesta del lado dolorido, por presión, mientras descansa y con cosas frías.

Los síntomas guías de Bryonia dicen que la paciente se encuentra irritable ; tiene vértigo cuando levanta la cabeza, tiene dolor de cabeza opresivo ; boca y labios secos ; sed excesiva.

Farrington dice que Bryonia es el remedio indicado para las dificultades menstruales cuando el flujo es de color rojo oscuro y es muy profuso. Es más útil cuando el flujo normal se suprime totalmente.

Este medicamento es muy efectivo durante la fiebre láctea cuando la fiebre no está muy marcada pero hay tensión en los pechos con dolor de cabeza.

11. CALCAREA CARB.

Dolor de cabeza, cólico, escalofrío y leucorrea que preceden las menstruaciones. Dolores cortantes en el útero durante la menstruación. Menstruación que se adelanta, muy profusa, dura mucho tiempo, con vértigo, odontalgia y pies fríos y húmedos. La menor emoción hace que regrese la menstruación.

El útero se desplaza fácilmente. Leucorrea lechosa (Sepia). Ardor y prurito de las partes antes y después de la menstruación.

Un síntoma extraño de este medicamento es que la menstruación tiende a aparecer en jovencitas.

La concepción es fácil. Los pechos están muy sensibles e inflamados antes de la menstruación.

La leche es abundante pero desagradable para el niño. Lactación deficiente con pechos distendidos. Sudor en exceso alrededor de los genitales externos. La esterilidad puede estar presente con menstruaciones copiosas.

La paciente agrava con el ejercicio, con el frío en cualquiera de sus manifestaciones, con el agua, al bañarse, con el aire libre, con el clima húmedo y durante la luna llena. Se mejora con el clima seco. De igual manera encuentra un gran alivio recostándose sobre el lado dolorido.

La menorragia es provocada por realizar demasiado ejercicio y por emociones fuertes. Habrá sudor en la cabeza, pero los pies estarán fríos como hielos.

Se sugiere administrar Trillium pendulum cuando el flujo de la menstruación agota mucho a la paciente. Farrington recomienda administrar este medicamento a la 6º potencia para mejores efectos.

La leucorrea de Calcarea carb es profusa con prurito y ardor. La leucorrea se puede encontrar *en jovencitas incluso antes de la pubertad.*

12. CARBO VEG.

Menstruación prematura, copiosa, con sangre muy clara. La vulva está hinchada. La leucorrea aparece antes de las menstruaciones, es espesa, verdosa, lechosa y escoriante (Kreosotum).

La paciente se queja de *ardor tanto en las palmas de las manos como en las plantas de los pies durante la menstruación.*

Se agrava en la noche, por ingerir alimentos grasosos, por comer mantequilla, beber café y leche; el clima húmedo y templado le afecta mucho. Se siente mejor al eructar, cuando se abanica y con el frío.

La paciente típica de Carbo veg es lenta, perezosa, inactiva y obesa. Tiene tendencia a la cronicidad de sus padecimientos. El cuerpo se torna azul y helado. La paciente parece como sin vida. Su aliento es frío. Desea a toda costa aire fresco. Le desagrada la oscuridad, tiene temor a los fantasmas.

13. CAUSTICUM

Inercia uterina durante el parto (Kali c.). La menstruación tiende a cesar durante la noche. El flujo se ve sólo durante el día. (Cycl., Puls.).

La leucorrea aparece de noche con gran debilidad (Nat. Mur.). Las menstruaciones se retrasan (Con., Graph., Puls.).

Sus padecimientos se agravan por los vientos fríos y secos, se molesta por el movimiento que le provoca el ir en un vehículo. Se siente mejor en el clima húmedo, asimismo el clima templado le ofrece un gran alivio.

Si uno observa la piel de la paciente, ésta tiende a estar sucia, blanca y pálida, con verrugas sobretodo en la cara. Está muy inquieta especialmente de noche.

14. CHAMOMILLA

Hemorragia uterina con descargas profusas de sangre coagulada y de color oscuro, con dolores como de parto.

Los dolores de parto son espasmódicos y presionan hacia arriba (Gels.). La paciente no tolera el dolor (Caul., Caust., Hyos., Puls.). Los pezones están inflamados y muy sensibles al tacto. La leucorrea es de color amarillo acre (Ars., Sep., Sulph.).

Sus síntomas se agravan por el calor, por un enojo, por exponerse al aire libre, por el viento y de noche. Se mejora en el clima cálido y mojado.

Todas las pacientes de Chamomilla son muy sensibles e irritables, tienen mucha sed y calor. Hay entumecimiento. Los dolores se vuelven insoportables y están asociados con el entumecimiento.

Farrington dice que un paciente de Chamomilla, trátese de un niño o de una mujer en el parto, o incluso de cualquier persona que sufra de odontalgia se encontrará en un *estado de volubilidad y contrariedad terrible.*

Esta medicina se requiere cuando dan inicio los dolores de parto en la espalda y se extienden hacia abajo por el lado interno de los muslos. Existe una gran emoción que se acompaña con nerviosismo. El parto parece excesivamente doloroso. Los loquios son oscuros y muy profusos. Los dolores post-parto son muy violentos e intolerables.

Este medicamento también se administra cuando hay amenaza de aborto causada por un enojo y cuando hay flujo de sangre de color rojo oscuro.

15. CINCHONA OFF. (CHINA)

China es un medicamento de acción muy profunda. Mientras el médico homeópata está buscando los síntomas fisiológicos en la paciente, no debe pasar por alto sus características constitucionales.

Las menstruaciones se adelantan y presentan coágulos de color muy oscuro. En tales casos el abdomen estará distendido. Las menstruaciones son profusas y seguidas de mucho dolor.

Durante el periodo menstrual la paciente incrementa en un algo grado sus deseos sexuales.

La leucorrea parece entremezclada con sangre. Pesadez dolorosa en la región pélvica. Se agrava por el mínimo contacto, por las corrientes de aire, debido a la pérdida de fluidos, en la noche, después de comer y al inclinarse. Se siente mejor al doblarse, por la presión fuerte y en el aire libre.

Cuando vemos una paciente de China, debemos reconocer enseguida las causas que provocan que encasillemos a nuestra paciente en este medicamento, como la *debilidad que le provocan las descargas tan agotantes así como la pérdida de fluidos vitales*. Eretismo nervioso. Periodicidad muy marcada.

Este medicamento se indica rara vez en las etapas tempranas de una enfermedad aguda.

La paciente está dispuesta a herir los sentimientos de las personas. Es desobediente. Taciturna. Tiene una multitud de ideas en la mente, lo cual no la deja dormir.

16. CUPRUM MET.

Las menstruaciones son tardías y prolongadas. Calambres en el pecho antes o durante la menstruación, o incluso después de la supresión de la menstruación. La paciente también puede tener estos calambres como resultado de *sudores suprimidos en los pies* (Sil.) . Descargas sanguíneas con palpitación.

La paciente se agrava antes de las menstruaciones y al vomitar; se mejora durante la transpiración. El beber agua fría también le proporciona un gran alivio.

En Cuprum met los síntomas presentan cierta periodicidad. Las molestias tienen lateralidad izquierda (Lachesis). Otro signo importante característico de este remedio es la *nausea* .

17. DULCAMARA

Supresión de la menstruación por la exposición al frío y a la humedad. Antes de la aparición de la menstruación se observa un rash que viene de la piel. La paciente puede estar sexualmente excitada. Dismenorrea con manchas. Las mamas se encuentran congestionadas y doloridas, están muy delicadas y sensibles al frío.

Los síntomas de la paciente agravan en la noche, por el frío, por el clima húmedo y lluvioso. Está mejor por el movimiento especialmente cuando dicho movimiento se realiza en una atmósfera externa y templada.

Sus síntomas se presentan cuando los días son calientes y las noches frías. La diarrea aparece cuando se expone al clima mojado. Las molestias muestran un gran alivio cuando se mueve constantemente. También se ve afectada cuando se sienta en la tierra húmeda y fría. La gente que trabaja o vive en zonas frías y húmedas pueden verse bajo la influencia de este medicamento.

18. GELSEMIUM

La paciente sufre de vaginismo. Tiene falsos dolores de parto que se trasladan hasta la espalda. Dismenorrea con flujo escaso. Las menstruaciones se retrasan. Los dolores se extienden a espalda y cadera.

Afonía y dolor de garganta durante las menstruaciones. Sensación de que se le comprime el útero (Cham., Nux vom., Ustilago).

Este medicamento presenta también agravación por el clima húmedo, *antes de la tormenta*. La paciente se siente mal *cuando piensa en sus padecimientos.* Agrava a las 10:00 a.m., se siente mejor cuando se inclina hacia adelante, por orina profusa y por estar en el aire libre. El movimiento continuo le trae también mucho alivio.

Los síntomas principales de este remedio son : *postración general, mareos, desvanecimientos y temblores, debilidad muscular.* La humedad trae consigo graves molestias para la paciente. Ella desea estar sola. Tiene miedo y temor de escuchar malas noticias, éstas pueden producirle conmoción.

Farrington considera a Gelsemium como un remedio invaluable en enfermedades de los órganos sexuales femeninos. Durante el parto puede presentar dilatación tardía. La paciente se vuelve histérica, se conmociona. Los dolores se disparan del útero hacia arriba. Completa atonía del útero. El cuello uterino está suave como una masa blanda.

Gelsemium es un medicamento admirable en las *etapas premonitorias* de convulsiones puerperales, éstas son precedidas de somnolencia y contracciones de algunas partes del cuerpo. Los dolores en el abdomen van de abajo hacia arriba.

Gelsemium resulta sumamente útil en neuralgias y

dismenorreas de tipo congestivo cuando éstas van acompañadas de presión.

Gelsemium debe administrarse para los malos efectos de las emociones, particularmente después de algún susto. Repentina aparición de diarrea después de una etapa de susto. (Opium, Verat. Alb., Arg. nit., Puls.). Este remedio puede impedir el aborto que pudiera ser causado por emociones muy fuertes de tipo depresivo. (Compare con Acon., y Opium).

19. HEPAR SULPH

Descargas sanguíneas del útero. Prurito en los genitales, agrava durante las menstruaciones especialmente en aquellas que son tardías y escasas. Absceso de los labios con gran sensibilidad. La leucorrea es extremadamente *ofensiva, huele como a queso* (Sanicula)

Transpiración climatérica profusa (Tilia, Jaborandi). Se agrava con el viento frío y seco. La mínima corriente de aire le molesta ; asimismo, se empeora por el mínimo contacto. No puede acostarse sobre el lado dolorido.

Se siente mejor en el clima húmedo, le gusta que le

envuelvan la cabeza, también muestra mejoría después de comer.

Este medicamento se acomoda muy bien para constituciones que tienden a tener erupciones e hinchazones glandulares. Es extremadamente sensible a todas las impresiones.

Durante la transpiración pide una frazada para ponérsela encima. La tendencia de *supuración* es marcada. Tiene sensación de que el viento está soplando en alguna parte de su cuerpo. Mentalmente se encuentra triste y decaída. Recoge todas las situaciones pasadas desagradables. Su memoria es muy débil.

20. IGNATIA

Las menstruaciones se adelantan, el flujo es de color negro, muy profuso o escaso. Durante la menstruación no siente vigor, esto se presenta junto con dolores espasmódicos en el estómago y en el abdomen. Se observa rigidez sexual en la paciente.

Todas las molestias aumentan por una *pena suprimida*. Se agrava en la mañana, con el aire libre, después de las comidas y luego de haber consumido café. Se encuentra mejor mientras come o cambia de posición.

Las pacientes de Ignatia son extremadamente *sensibles, perciben las situaciones que las rodean muy fácilmente*, son de rápida ejecución y sufren de manera aguda tanto mental como físicamente.

Farrington añade que *estas mujeres están agobiadas cargando con alguna pena y hablando acerca de sus problemas en secreto*. Son histéricas, cambian de humor constantemente, *alternan risas con llanto* - una especie de parálisis histérica. Las convulsiones se presentan luego de una *pena muy grande*.

La mujer nerviosa durante el parto requiere de Ignatia para los espasmos. Cólico menstrual con sensación de depresión. Los dolores se alivian por la presión, acostándose y cambiando de posición.

Ignatia es muy útil para el prolapso anal con dolores tirantes y fugaces, dolores en el recto que mejoran cuando está sentada.

21. IPECACUANHA

Hemorragia uterina, profusa, brillante con nausea.

Vómitos durante el parto. (Ant t., Arg nit., Nux vom., Tabac., Sep., Sulph.). Dolores que van del ombligo al útero. Las menstruaciones se adelantan y son profusas.

La paciente se agrava por vientos tibios y recostándose. La característica principal es la nausea persistente y el vómito. La hemorragia es de color rojo brillante y muestra periodicidad.

22. LYCOPODIUM

Las menstruaciones aparecen muy tarde, y duran mucho tiempo, la vagina está seca, el coito es doloroso (Arg nit., Berb., Kreos.). Dolor en la región derecha del ovario, venas varicosas. Leucorrea con ardor en la vagina. Descargas de sangre de los genitales mientras defeca.

La paciente tiene afecciones con *lateralidad derecha* que se mueven de arriba hacia abajo, presenta *agravación de las 4 :00 a las 8 :00 p.m.*, sufre mientras se acuesta sobre el lado izquierdo. Se mejora por el movimiento, después de medianoche y cuando se descubre.

Los síntomas se desarrollan gradualmente cuando se asocia con problemas del hígado. Los síntomas corren del lado derecho hacia el izquierdo. La paciente de Lycopodium es *delgada, debilitada, seca y llena de gas.*

23. MERCURIUS

Las menstruaciones son profusas y están acompañadas de dolores abdominales. La leucorrea es escoriante, verdosa y sanguinolenta. Sensación de tener sus partes del cuerpo descarnadas. Dolores picantes en los ovarios (Apis). Prurito y ardor. Se agrava después de orinar, se mejora al bañarse con agua fría.

Malestar de mañana con salivación profusa. Mamas doloridas y llenas de leche al mismo tiempo que la paciente menstrúa. Le afecta el calor de la cama, el clima húmedo, frío y lluvioso. Transpiración profusa y aceitosa que no le hace sentir mejor.

Mentalmente es lenta al contestar preguntas. Su memoria es débil. Ha perdido toda su fuerza de voluntad. Está enfadada de la vida.

24. OPIUM

Menstruaciones suprimidas por un susto. Cese de

los dolores de parto con coma y contracciones. Convulsiones puerperales. Somnolencia durante los paroxismos.

Amenaza de aborto y supresión de los loquios a causa de un susto con *estupor*. Dolores terribles como de parto en el útero con deseos de defecar.

La condición general de Opium es la *insensibilidad del sistema nervioso. Depresión y somnolencia acompañan todos los padecimientos*. Las molestias son indoloras acompañadas de sueño muy pesado, con estertores al respirar.

La paciente no quiere nada. Le afecta mucho el calor, también se siente mal durante y después de dormir, está mejor por cosas frías y al caminar constantemente.

De acuerdo con Farrington, la fiebre puerperal causada por un *susto* requiere de Opium. Las pacientes se molestan por los sonidos, incluso los más distantes. La descarga del útero es fétida.

El síntoma guía de Opium es el estupor que está presente en todos los padecimientos.

25. PHOSPHORUS

Hemorragias suaves del útero entre los periodos. Las menstruaciones aparecen antes de lo previsto y son escasas pero duran mucho tiempo. La paciente llora antes de la menstruación.

Dolores punzantes en las mamas. Leucorrea profusa, punzante, corrosiva y se presenta en lugar de las menstruaciones. Amenorrea con menstruación sustituta (Bry.). Supuración de las mamas. Descargas ardientes, acuosas y ofensivas. Ninfomanía.

La paciente se siente peor por cualquier contacto, no puede soportar ni el más mínimo ejercicio mental ni físico. No le agradan ni las comidas ni las bebidas calientes. *Los padecimientos aparecen cuando hay cambio de clima.* La paciente se agrava cuando se moja, en el clima caluroso, acostada sobre el lado izquierdo, o sobre el lado dolorido, durante la tormenta.

Se encuentra mejor en la oscuridad, acostada sobre el lado derecho, en el aire libre, bañándose con agua fría.

Las pacientes de Phosphorus son generalmente altas, debilitadas por la pérdida de fluidos vitales. Son sensibles a la luz, al sonido, a los olores, a los cambios eléctricos y a las tormentas. Pueden presentar un origen de sífilis terciaria.

En opinión de Farrington este remedio resulta sumamente eficaz para los órganos sexuales femeninos. *La paciente llora muy seguido, tiende a estar casi siempre triste.* Se recomienda administrar cuando hay amenorrea, cuando la menstruación es muy delgada y posteriormente tiene epistaxis o hematuria.

Las glándulas mamarias se encuentran inflamadas y tienen una apariencia erisipelosa. De ahí se irradian líneas rojas.

26. PULSATILLA

Se observa amenorrea muy comúnmente (Cimicif., Senec., Polyg.). *Menstruaciones suprimidas por mojarse los pies*, debilidad nerviosa o clorosis. Menstruaciones tardías y escasas, el flujo es grueso, oscuro y con coágulos. Las menstruaciones tienden a ser cambiantes e intermitentes.

Presenta escalofrío, nausea, presión hacia abajo. Flujo doloroso e intermitente.

La leucorrea es acre, ardorosa y cremosa. El dolor

se presenta con una sensación de cansancio. Diarrea durante o después de las menstruaciones.

Los síntomas guías son que *la paciente es dócil, amable y flexible. Está triste y llora fácilmente. Llora cuando habla.* Le gusta el aire libre y se siente mejor ahí. Los síntomas tienen tendencia a cambiar muy frecuentemente.

No tiene sed, se encuentra malhumorada y con frío. Mantiene su cabeza muy alta cuando se acuesta.

Pulsatilla es el remedio básicamente para la mujer. Se administra para niñas que se encuentran en la edad de la pubertad cuando el flujo menstrual normal no se ha establecido todavía. En este momento los ápices pulmonares se encuentran doloridos y piden a toda costa Pulsatilla.

Cuando las menstruaciones se establecen ya es muy tarde y además son muy escasas. La menstruación es precedida de cólico menstrual. Los dolores son insoportables.

Una sola dosis de Pulsatilla administrada para la amenorrea como resultado de pies mojados con epistaxis traerá de regreso el flujo menstrual.

La paciente tiene dolor en el útero y en el abdomen durante el embarazo. Este medicamento *puede corregir la mala posición del feto en el útero si no es causa mecánica.*

Farrington señala que Pulsatilla actúa sobre las paredes musculares del útero y estimula su crecimiento en lugar de acomodar el feto en su posición adecuada.

Durante el parto, los dolores son lentos, débiles e ineficaces ; pueden ser incluso espasmódicos e irregulares, pueden causar desvanecimientos. La característica peculiar aquí es que la paciente pide que se abran las ventanas.

Se observa que la placenta permanece adherente incluso después del parto. Pulsatilla hará que se desprenda la placenta y tonificará el útero, evitando las hemorragias después del parto.

27. RHUS TOX.

Las articulaciones pélvicas se encuentran rígidas cuando comienzan a moverse. Hay hinchazón de la vulva con intenso prurito. Las menstruaciones se adelantan, son profusas, prolongadas y acres. Los loquios son delgados, prolongados, ofensivos y disminuidos (Puls., Secale). Los dolores se disparan hacia arriba de la vagina (Sepia).

La paciente de Rhus Tox se siente peor por el frío, por el clima lluvioso, frío y mojado. Otros signos que vale la pena rescatar son que se agrava en la noche, durante el reposo, cuando se acuesta de espaldas o sobre el lado derecho.

Se mejora los días secos. Se siente mejor cuando se mueve o cambia de posición constantemente. La aplicaciones calientes le proporcionan alivio.

28. SEPIA

Los órganos pélvicos se encuentran relajados, tiene una sensación de presión, como si todo se le fuera a salir de la vulva (Lil. T., Nat. C., Pod.). Debe cruzar las piernas para prevenir que se salga el útero.

La leucorrea es de color amarillo verdoso con mucho prurito. Punzadas violentas en la parte superior de la vagina, van desde el útero hasta el ombligo. Prolapso uterino y vaginal. Se siente enferma de mañana. La vagina está dolorida especialmente en el coito. Se siente mal en la tarde y en la noche. El bañarse le agrava. Se encuentra molesta y disturbada antes de la tormenta.

Siente que mejora al hacer ejercicio, el calor de la cama le alivia sus molestias, las aplicaciones calientes sobre las piernas la hacen sentir mucho mejor.

Debemos entender las características de este policresto. *La paciente parece débil con complexión amarillenta.* Sepia tiene efectos pronunciados sobre los órganos femeninos. Las mujeres Sepia tienden al aborto. Experimentan bochornos durante la menopausia. Tienen la sensación peculiar de una bola en sus partes internas.

29. SILICEA

Leucorrea acre y lechosa (Calc. c., Puls., Sep.), cuando orina. Prurito en la vulva y en la vagina, éstas se encuentran extremadamente sensibles. Descargas de sangre entre los periodos. Menstruaciones aumentadas con paroxismos de frío intenso sobre todo el cuerpo.

Los pezones le duelen mucho y se ulceran fácilmente. Éstos están retraídos. Fístulas en los pechos (Phos.). Abscesos en los labios.

Descargas de sangre provenientes de la vagina cada vez que el niño es amamantado. Quistes vaginales (Lyco., Puls., Rhod.).

La paciente se siente peor cuando hay luna nueva, en la mañana, al bañarse, durante la menstruación, descubriéndose y cuando trata de acostarse.

Se siente mejor por el clima templado, cuando se cubre la cabeza, en el verano y con el clima húmedo.

30. SULPHUR

La vagina le arde (Berb., Nit ac.). Presenta mucha transpiración ofensiva (Lyco., Merc., Petrol., Thuja).

Las menstruaciones se retrasan, son cortas, escasas, difíciles, con el flujo grueso, negro, acre y hace que le duelan los genitales (Kali c., Lach., Sil.). Las menstruaciones son precedidas por dolor de cabeza (Kreos.), o el dolor de cabeza se presenta cuando repentinamente se detiene la menstruación.

La leucorrea es de tipo escoriante y ardoroso. Los pezones están agrietados, le punzan y le arden (Agar., Lyc., Sil.).

Sulphur

La paciente se siente mal cuando está descansando, cuando se para, por el calor de la cama, al bañarse o lavarse. *Sulphur tiene periodicidad característica de los síntomas.*

Muestra mejoría por el clima seco y cálido, acostándose sobre el lado derecho, y con aplicaciones en las piernas.

El estar de pie es la peor posición para ella. Las pacientes de Sulphur son sucias, descuidadas y tendenciosas a afecciones de la piel. Tienen aversión a bañarse.

Este medicamento es un antipsórico de acción muy profunda. Debemos recordar que cuando los otros medicamentos fallan en un caso, se puede acudir a Sulphur, especialmente en enfermedades agudas.

Los padecimientos tienden a reaparecer. Los sujetos de Sulphur son irritables, delgados y se deprimen fácilmente. Son débiles a pesar de que comen bien.

MEDICAMENTOS POCO COMUNES EN LAS ENFERMEDADES DE LA MUJER

ANANTHERUM

Anantherum es preparado a base del cuscus hindú, primordialmente es un remedio para la piel, actúa sobre ella muy profundamente. De igual manera es muy útil para la hinchazón de los pechos con induración.

Los pechos son muy duros al contacto. Los pezones se encuentran escoriados. Este remedio se compara con : Staph., Merc., y Thuja.

APIUM GRAVEOLENS

Este remedio está preparado a partir del apio común. Apium es muy útil cuando hay retención de la orina con dolor de cabeza punzante.

Pero también es muy útil para enfermedades de las

mujeres. Las pacientes sienten dolores agudos en los ovarios, particularmente en el izquierdo.

Se sienten mejor cuando se inclinan hacia adelante y cuando se acuestan sobre el lado izquierdo con las piernas flexionadas.

Los pezones están muy sensibles al tacto. El dormir no le alivia para nada, tiene grandes deseos de manzanas. Extrañamente la pérdida de sueño no fatiga a la paciente.

ASARUM EUROPEAUM

Esta raíz europea es considerada de gran valor para las afecciones nerviosas y la pérdida de energía.

Asarum se recomienda para las mujeres irritables con sensibilidad muy peculiar a los sonidos rasgantes. Incluso el rasgar una media de seda o un lienzo de lino o una hoja de papel le resulta intolerable.

Le agrava el clima frío y seco (Caust.); el lavarse la cara y las partes afectadas le proporcionan mucho alivio.

Tiene la sensación de que las partes del cuerpo estuvieran todas juntas presionándose unas con otras.

Las menstruaciones se adelantan, duran mucho tiempo, el flujo es de color negro, y también se acompañan de dolores violentos en la espalda. La leucorrea es firme y de color amarillo.

Asarum presenta una sensación como si todo el cuerpo estuviera flotando en el aire. Cualquier tipo de emoción le produce escalofrío y frío.

De acuerdo con Farrington tanto Asarum como Tarentula tienen intolerancia a los sonidos. La diferencia es que en Asarum el mero hecho de pensar en ellos le produce temblores y escalofríos.

AURUM MURIATICUM NATRONATUM

Este remedio tiene una influencia prominente sobre los genitales femeninos, con un origen de sífilis. Presenta metritis y prolapso ; el útero llena toda la región pélvica.

El cuello del útero y de la vagina están ulcerados. Los ovarios están endurecidos. Hidropesía de los ovarios. Aurum mur nat y Sepia tienen el cuello uterino congestionado o endurecido.

BOVISTA

La paciente de Bovista es muy torpe; cuando tiene sujetas cosas en las manos se le caen. Es muy sensible.

La diarrea aparece antes y durante las menstruaciones. Las menstruaciones se adelantan, son profusas y agravan en la noche. En las noches ella tiene una sensación voluptuosa.

La leucorrea es acre, gruesa y verdosa, se presenta una vez que la menstruación ha concluido.

Farrington declara que este medicamento se administra en hemorragias uterinas con congestión del útero. También se indica cuando hay flujo sanguíneo entre los periodos menstruales, la causa de este flujo es el ejercicio en exceso.

Tanto Ambra grisea como Bovista tienen este síntoma, pero este último se prescribe cuando el flujo menstrual aparece en la noche o temprano en la mañana.

Hemorragias con congestión del útero es un síntoma típico también de Ustilago y de Secale.

Una paciente de Bovista se reconoce por la

hinchazón del cuerpo. Cuando sostiene las tijeras éstas le dejan marcas y arrugas en los dedos indicando la lentitud del paso de la sangre a través de las venas.

De manera incidental Bovista es considerado un muy buen antídoto para los malos efectos causados por el tabaco del cigarro y por el gas. Otros medicamentos que se nos pueden venir a la mente son Árnica y Opium.

Allen por su parte, señala que el sudor que desprenden las axilas huele como a cebolla.

Él mismo recomienda Bovista para las menstruaciones que se presentan sólo de noche. También nos recuerda que existe un prurito intolerable en la punta del cóccix.

BUFO RANA

Las menstruaciones aparecen antes de lo previsto. La leucorrea es delgada y acuosa. Este remedio se utiliza mucho para condiciones epilépticas. En las mujeres la epilepsia aparece al mismo tiempo que la menstruación.

Las glándulas mamarias están duras. Bufo es utilizado como paliativo del cáncer de mama.

Ardor en los ovarios y en el útero. Ulceración del cerviz. Descarga sanguínea ofensiva.

Hay sangre que se entremezcla con la leche materna. Las venas de los pechos se encuentran inflamadas.

Farrington señala que el aura de un paroxismo epiléptico comienza en los genitales femeninos. La mujer puede presentar convulsiones epilépticas durante el coito. Este estado es precedido de una marcada irritabilidad mental. La paciente comienza a hablar incoherentemente y se siente muy molesta si no la entienden fácilmente. Las convulsiones dejan a la paciente en un estado de sueño profundo.

El Doctor William Wayne confirma que este síntoma fue curado cuando trató un caso de peritonitis en el que se repetían las convulsiones y éstas dejaban a la paciente en un estado de estupor tremendo.

CAMPHORA MONO BROMATA

Este remedio es muy útil para casos de excitabilidad nerviosa. También resulta muy eficaz en la supresión de leche materna.

Una peculiaridad de este medicamento es que la paciente tiene concepciones erróneas de dirección. Para ella el norte parece el sur, y el este parece el oeste.

También se recomienda administrar este medicamento en pacientes histéricas que lloran y ríen alternadamente. Algunas veces la paciente cae en estado de catalepsia.

CASTOR EQUI

Clínicamente verificado por el Doctor Hering y otros experimentadores, este medicamento se establece como uno de los remedios más eficaces para los pezones agrietados y ulcerados. Muestra una influencia esencial sobre los órganos femeninos.

Su acción también se observa sobre las uñas y los huesos. Este medicamento sirve también para verrugas en la frente y en los pechos, así como para las manos agrietadas.

Los pezones están doloridos y muy sensibles al tacto. Las mamas están inflamadas. Tiene un prurito exagerado en los pechos.

CUCURBITA PEPO

Esta semilla de calabaza es un producto terapéutico que crea una nausea intensa en las pacientes, inmediatamente después de comer.

Es uno de los mejores remedios para el vómito de mujeres embarazadas. Además contrarresta el mareo y la nausea producidas por viajar en el mar.

COPAIVA

Este medicamento muestra un gran poder sobre las membranas mucosas particularmente de las vías urinarias.

En enfermedades de mujeres su acción se observa en el prurito de la vulva y del ano. La descarga que emana la paciente es sanguinolenta y purulenta.

Las menstruaciones son profusas y de olor muy fuerte. Los dolores irradian de los huesos de la cadera y son seguidos de nauseas.

Una vez más Farrington señala que este medicamento es muy útil para problemas de uretritis.

También para el ardor del cuello de la vejiga y de la uretra. Las descargas son lechosas y corrosivas.

El meato urinario está inflamado, hinchado y dolorido como si estuviera herido.

ERIGERON

Este remedio es altamente recomendado para la cura de hemorragias, particularmente cuando hay sangrado constante de la vejiga. Hemorragias del útero que van seguidas de dolor al orinar. El flujo es profuso y de color rojo brillante.

La paciente se queja de dolor en el ovario izquierdo y en la cadera. Cuando hay orígenes de gonorrea este medicamento es muy recomendado. Este dolor puede estar acompañado de ardor al orinar. Tiende a gotear un poco de orina sin darse cuenta.

EUCLYPTUS GLOBULUS

Hemorragias tanto internas como locales (Ham.). La leucorrea de Eucalyptus es acre y escoriante, con descargas fétidas.

EUPION

Eupion es un medicamento muy utilizado para las enfermedades de las mujeres. Se puede recurrir a él cuando hay desordenes uterinos. Presenta dolores severos en la espalda y éstos son seguidos de leucorrea suave. Las menstruaciones se adelantan y el flujo es muy delgado. El menor esfuerzo físico le produce sudor intenso.

Sueños muy desagradables. Siente el cuerpo como si fuera de gelatina. Al sentarse sobre la cama le da vértigo. Todo le parece que gira alrededor de ella.

Dolores punzantes en los genitales. Sensación de ardor en el ovario derecho. La leucorrea sale en chorro. La paciente se vuelve morosa y no desea hablar cuando las menstruaciones aparecen. Leucorrea de color amarillo una vez que la menstruación ha concluido, dicha leucorrea se acompaña de dolor de cabeza.

Una característica importante de Eupion es que cuando el dolor en la espalda cesa, la descarga comienza a salir en chorro. Se queja de dolor entre los labios mientras orina. Prurito. Hinchazón en los labios.

Se dice que este medicamento se acompaña muy bien con Kreosote, Graphites y Lachesis.

GUACO

Este remedio tiene una acción sobre el sistema nervioso y los órganos genitales femeninos. De manera incidental es considerado un muy buen antídoto para las picaduras de escorpión y de serpiente.

Es buen medicamento para la leucorrea, cuando la descarga es copiosa, corrosiva y con olor pútrido. Hay prurito y punzadas en los genitales con una sensación de fuego que corre alrededor de ellos. Todos sus padecimientos agravan por el movimiento.

LAMIUM

Lamium tiene una afinidad extraordinaria para los órganos urinarios femeninos. La paciente sufre de dolores de cabeza. Echa la cabeza hacia atrás y hacia adelante con la intención de calmar su intenso dolor.

Tanto la menstruación como la leucorrea aparecen muy pronto, pero son muy escasas. También sufre de hemorroides. La defecación es dura y con sangre.

Se queja de una sensación peculiar como si una gota de agua estuviera fluyendo a través de la uretra.

LAPPA

Lappa es un medicamento muy útil para los desplazamientos uterinos. Los tejidos vaginales se encuentran relajados. Hay una carencia de tonicidad de los contenidos pélvicos.

Todos los padecimientos aumentan cuando la paciente se pone de pie, camina, cuando se tropieza o cuando hay una sacudida repentina.

ORIGANUM

Origanum tiene una acción muy fuerte sobre los impulsos sexuales, produciendo erotomía en mujeres. Las mujeres de Origanum son muy susceptibles a las ideas fuertemente lascivas que incrementan en grado sumo el deseo sexual.

OOPHORINUM

Este extracto de ovario es utilizado para el sufrimiento causado por la escisión de los ovarios. Es muy buen remedio para el decaimiento nervioso de las mujeres que llegan al climaterio. Es utilizado para muchas perturbaciones climatéricas. También se puede administrar para los quistes ováricos.

El Doctor William Boericke menciona que Orchitinum también resulta efectivo para controlar la debilidad sexual luego de la ovariotomía. Asimismo detiene el decaimiento senil.

PULEX IRRITANS

Este medicamento resulta muy efectivo para los síntomas urinarios de las mujeres. La paciente es voluble y contradictoria. Sufre de dolores de cabeza con sensación de ojos alargados. Su cara luce vieja y llena de arrugas. Retraso de las menstruaciones. Un síntoma relevante es que el flujo de saliva aumenta durante los periodos menstruales.

Presenta ardor en la vagina. La leucorrea es copiosa y con un olor fétido. Una característica que nos permite reconocer si la paciente debe tomar este remedio es que deja manchada su ropa interior de color amarillo verdoso. La manchas producidas tanto por las menstruaciones como por la leucorrea son muy difíciles de lavar.

Se siente mejor cuando está sentada o acostada. Le agrava el movimiento. Sus padecimientos tienen lateralidad izquierda.

SPIRANTHES

Este remedio es utilizado para incrementar la leche materna en mujeres que están amamantando. La paciente sufre de prurito en la vagina, ésta la siente seca y ardorosa. La vulva está de color rojo.

La paciente se queja de dolor ardiente en la vagina durante el coito. La leucorrea es sanguinolenta. Se queja de sofocamientos de calor durante la fiebre. Las palmas de las manos sudan. Las manos están calientes y frías alternadamente.

SYMPHORICARPUS RACEMOSA

Boericke recomienda este medicamento para prevenir el vómito persistente en mujeres embarazadas. La paciente sufre de padecimientos gástricos. El apetito es inconstante. Hay nausea. Tiene sabor amargo. Siente la nausea durante la menstruación.

La nausea le agrava por cualquier movimiento. Le disgusta toda la comida. Se mejora al acostarse de espaldas. Este medicamento resulta muy curativo cuando se administra a la 200.

VIBURNUM OPULUS

Se recomienda para los calambres y otros padecimientos generalmente femeninos. Boericke asegura que es capaz de prevenir el aborto, corrigiendo los falsos dolores de parto.

Afecciones congestivas y espasmódicas originarias de la región uterina y ovárica. Dolores opresivos antes de la menstruación. Pesadez y congestión en la región ovárica.

Las menstruaciones se retrasan y son muy escasas. Tan solo duran unas cuantas horas. El flujo es ofensivo. Las menstruaciones son seguidas de calambres y éstos se extienden hacia abajo hasta los muslos (Bell.).

La leucorrea es escoriante. Prurito y punzadas en los genitales. La paciente se desmaya al realizar el esfuerzo de sentarse. Los abortos toman lugar frecuentemente y en etapas tempranas, dan una impresión de esterilidad.

Se agrava al acostarse sobre el lado afectado. Todas sus molestias aparecen cuando ella se encuentra en una habitación templada. Se mejora cuando descansa y con el aire libre.

Viburnum prunifolium tiene esta tendencia habitual al aborto. Es considerado un muy buen tónico.

VINCA MINOR

Es un medicamento muy eficaz para las enfermedades de las mujeres. La paciente sufre de menstruación excesiva seguida de gran debilidad. Sin embargo, las hemorragias uterinas son pasivas (Ustilago, Trill., Secale). Se encuentra molesta por el continuo flujo sanguíneo, particularmente en la menopausia.

No debemos hacer a un lado la acción primaria de Vinca minor su fuerte acción sobre el eczema de cabeza y cara, así como las pústulas con prurito, ardor y mal olor.

YOHIMBINUM

La acción principal de este medicamento es sobre

los órganos sexuales y sobre el sistema nervioso. En mujeres mejora los padecimientos de hiperemia de las glándulas mamarias y estimula la función de lactación.

TERAPÉUTICOS

Leucorrea:

Acre: Antim crud., Ars alb.,

Acuosa: delgada: Antim crud., Ars alb.

Agrava después de la menstruación: Aes hip.

Amarilla: Aes hip.

Antes de la pubertad: Cal carb.

Ardor: Ars alb., Puls., Sulph.

Con ardor en la vagina: Lyc.

Con debilidad: Caust.

Corrosiva: Aes hip., Carbo veg., Merc., Phos., Sulph.

Cremosa: Puls.

De noche: Causticum

Durante el dolor de espalda: Aes hip.

En lugar de la menstruación: Phos.

Escasa: Lamium

Escoriante: Aes hip., Merc., Phos., Sulph.

Granulosa: Antim crud.

Gruesa: Carbo veg., Bovista

Lechosa: Calc carb., Carbo veg.

Manchas: difíciles de lavar: Pulex

Niñas: en: Calc carb.

Ofensiva: Ars alb.

Olorosa: Pulex

Oscura: Aes hip.

Pegajosa: Aes hip.

Precede a la menstruación: Calc carb., Carbo veg.

Profusa: Calc., Guaco, Phos., Pulex

Pútrida en olor: Guaco

Punzante: Phos.

Sangre: entremezclada con: Merc., China, Spiranthes

Sigue luego de la menstruación: Bovista

Tenaz: Asarum

Verdosa: Carbo veg., Mer., Sep., Bovista

Menstruación:

Acre: Rhus tox., Sulph.

Adelantada: Antim crud., Ars alb., Bell., Bry., Bap., Calc carb., China, Ignatia, Ipecac., Asarum, Bovista, Bufo, Rhus tox.

Afonía durante: Gels.

Agotamiento por: Trillium pend.

Amenorrea: Phos.

Aparece durante el día: Mag carb.

Ardor en las manos y en las plantas de los pies: durante: Carbo veg.

Calambres después de: extendidos a los muslos: Viburnum

Calambres en el pecho luego de una supresión: Cuprum met

Cesa en la noche: Caust.

Cesa cuando se acuesta: Mag carb.

Chorros de sangre: Bell., Ipecac.

Copiosa: Carbo veg.

Demasiado largas: Calc carb., Lyco., Rhus tox., Asarum

Descargas entre los periodos: Bovista, Silicea

Descargas mientras amamanta al niño: Silicea

Descargas en chorro cuando cesa el dolor de espalda: Eupion

Diarrea: antes y durante: Bovista

Difícil: Bry., Sulph.

Dolor abdominal: con: Merc.

Dolores como de parto: durante: Chamomilla

Dolor de cabeza cuando concluye repentinamente: Sulph.

Dolor de cabeza precedido por: Kreosot., Sulph.

Dolor de espalda: peor por movimiento: con: Bry.

Dolor de garganta durante: Gels.

Dolores espasmódicos en el estómago durante: Ignatia

Dura tan solo unas horas: Viburnum

En la espalda; con dolores como calambres: en: Bell.

En niñas: Calc carb.

Escasa: Hepar sulph., Ignatia, Puls., Sulph., Lamium, Viburnum

Excesiva debilidad después de: Vinca

Falta de vigor: durante. Ignatia

Flujo durante el día: Caust., Cycl., Puls.

Flujo rojo oscuro: Bry.

Flujo sustituto durante la menopausia: Vinca

Fuerte deseo durante: China

Hemorragias calientes: Bell.

Hemorragias con útero congestionado: Bovista

Hemorragias pasivas: Vinca

Hemorragias profusas: Cham., Ipec.

Hemorragias seguidas de micción: Erigeron

Incrementada: Bell., Silicea

Incremento de la saliva durante: Pulex

Manchas difíciles de lavar: Pulex

Nausea: con: Ipec.

Negra: Ignatia, Sulph., Asarum

No desea hablar: durante: Asarum

Oscura: coagulada: China, Puls.

Oscura en color: Cham.

Palpitación durante: Cuprum met.

Paroxismos de frío: en: Silicea

Prolongada: Cuprum met., Acon.

Rash: antes de: Dulc.

Retrasada: Acon., Cup met., Hepar sulph., Lyco., Puls., Sulph., Viburnum

Sangre brillante: Ipecac.

Sangre descolorida, pálida: Carbo veg.

Sexualmente excitada: antes de: Dulcamara

Supresión:

Por un baño frío: Antim crud.

Por un susto: Acon., Opium

Por exposición al frío: Acon., Dulc.

Por humedad : Dulc.

Por mojarse los pies: Puls.

Ovarios:

Ardor en. Bufo rana

Congestionados: Acon.

Dolores agudos con lateralidad izquierda: Apium grav., Erigeron.

Dolores agudos en: Apium grav.

Dolores: agudos tirantes: en útero: Acon.

Endurecidos: Aur.mur. nat

Hidropesía: Aur.mur. nat.

Sensación de ardor en el ovario derecho: Eupion

Sensibilidad en: Antim crud.

Sufre por la escisión de: Oophorinum

Pechos:

Abscesos de: Bry.

Abundancia de leche: Calcarea carb.

Cáncer de: Bufo rana

Distendidos: Calc carb., Anantherum

Dolor punzante en mamas: Phos.

Dolor que se irradia desde el pezón: Bell.

Duros: Bell., Bry., Anantherum

Endurecimiento de las glándulas mamarias: Bufo rana

Glándulas calientes: Acon., Bry.

Hinchazón: Acon.

Leche en abundancia pero desagradable para el niño: Calc carb.

Mamas dolorosas con leche: Merc.

Mastitis dolorosa: Bell., Bry.

Pesados: Bell.

Pezones:
Dolorimiento: Silicea

Ulceración fácil: Silicea

Excoriados: Anantherum

Sensibles: Apium grav.

Rojos: Bell.

Sequedad en: Acon.

Supuración de las mamas: Phos.

Ulceras de: fístulas: Silicea

Útero:

Ardor en: Bufo rana

Atonía de: Gels.

Cerviz endurecido: Aur.mur.nat

Congestión de : Bovista

Congestión del cerviz: Aur.mur.nat.

Contracción de: Bell.

Descargas sanguíneas de: Hepar sulph.

Desplazamiento fácil: Calc carb., Lappa

Dolores tirantes hacia arriba: Gels.

Dolorimiento durante el embarazo: Puls.

Falta de tonicidad en los contenidos pélvicos: Lappa

Hemorragia de: Erigeron

Hemorragias uterinas dos meses después de la menstruación: Arg.nit.

Llena toda la región pélvica: Aur.mur.nat.

Terapéuticos

Metritis crónica: Aur.mur.nat.

Órganos pélvicos relajados: Sepia

Pesadez en la región pélvica: China

Prolapso de: Antim crud., Sepia, Aur.mur.nat.

Sensación de contusión: Lappa

Ulceración del cerviz: Bufo rana

Vagina:

Abscesos De los labios: Hepar sulph., Silicea

Ardor en: Pulex

Caliente: Acon., Bell.

Coito doloroso: Sepia

Cuello de: ulcerado: Aur mur nat.

Descargas de sangre de: mientras amamanta: Silicea

Dolores ardorosos durante el coito: Spiranthes

Hinchazón en los labios: Eupion

Prolapso de: Sepia

Prurito de: Silicea, Eupion, Spiranthes

Seca: Acon., Bell.

Seca y ardorosa: Spiranthes

Sensible al tacto: Acon., Aur met., Silicea

Tejidos relajados: Lappa

Vulva:

Prurito de: Silicea, Copiaba

Roja: Spiranthes